BEI GRIN MACHT SICH IHR WISSEN BEZAHLT

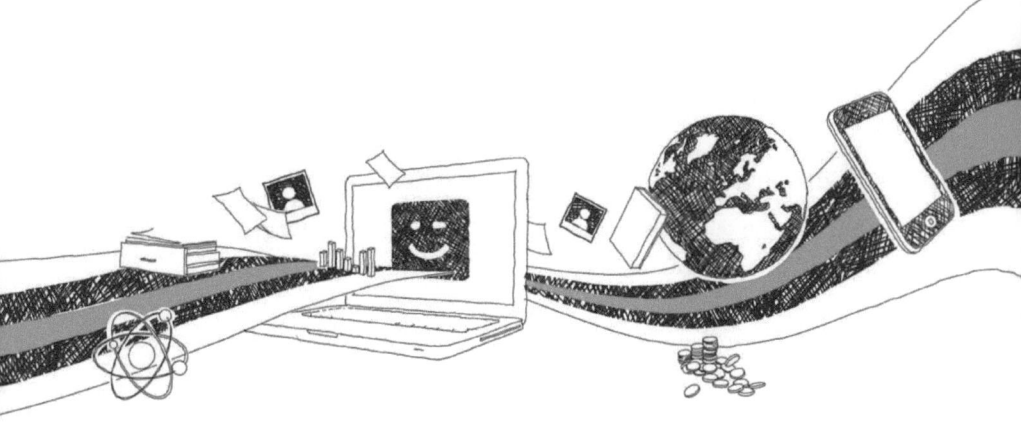

- Wir veröffentlichen Ihre Hausarbeit, Bachelor- und Masterarbeit

- Ihr eigenes eBook und Buch - weltweit in allen wichtigen Shops

- Verdienen Sie an jedem Verkauf

Jetzt bei www.GRIN.com hochladen und kostenlos publizieren

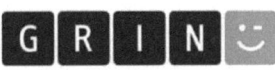

Bibliografische Information der Deutschen Nationalbibliothek:

Die Deutsche Bibliothek verzeichnet diese Publikation in der Deutschen National-
bibliografie; detaillierte bibliografische Daten sind im Internet über http://dnb.d-
nb.de/ abrufbar.

Impressum:

Copyright © 2016 GRIN Verlag, Open Publishing GmbH
Druck und Bindung: Books on Demand GmbH, Norderstedt Germany
ISBN: 9783668427761

Dieses Buch bei GRIN:

http://www.grin.com/de/e-book/357876/suturen-der-schaedelwoelbung

Annika Meuser

Suturen der Schädelwölbung

Suturen rund um die Alae Majores ossis sphenoidales im Bereich der Schädelaußenseite

GRIN Verlag

GRIN - Your knowledge has value

Der GRIN Verlag publiziert seit 1998 wissenschaftliche Arbeiten von Studenten, Hochschullehrern und anderen Akademikern als eBook und gedrucktes Buch. Die Verlagswebsite www.grin.com ist die ideale Plattform zur Veröffentlichung von Hausarbeiten, Abschlussarbeiten, wissenschaftlichen Aufsätzen, Dissertationen und Fachbüchern.

Besuchen Sie uns im Internet:

http://www.grin.com/

http://www.facebook.com/grincom

http://www.twitter.com/grin_com

Hochschule Fresenius

Fachbereich Gesundheit und Soziales

Studiengang: Osteopathie (Bachelor)

Hausarbeit

Suturen der Schädelwölbung
Suturen rund um die Alae Majores ossis sphenoidales im Bereich der Schädelaußenseite

Annika Meuser

3. Fachsemester

Fach: Krankosacrales System, Modul 12

Abgabedatum: 29.02.2016

Inhaltsverzeichnis

Suturen der Schädelwölbbung

Suturen rund um die Alae majores im Bereich der Schädelaußenseite

1. Vorgehensweise

Das Thema der vorliegenden Arbeit sind die Suturen rund um die Ala major ossis sphenoidalis. Zur Formatierung wurden die Richtlinien genommen, wie sie in dem Studienführer stehen.

Zuerst wurden generelle Informationen zu dem Thema in kraniosakralen Büchern und dem Internet gefiltert. Um die Aufgabenstellung einzuleiten, wurde mit der Beschreibung der Stellung der Suturen innerhalb des kraniosacralen Konzepts nach seinem Entwickler W. G. Sutherland angefangen. Hierbei handelt es sich über eine grobe Beschreibung seiner Theorie der kraniosacralen Bewegung. Darauf folgend, wird die Anatomie der thematisierten Strukturen besprochen, zuerst grob anatomisch, dann detailliert die Verbindung zu Ligamenten, Muskeln, Faszien, intrakraniellen Membranen und Gefäßen. Die Konfiguration der interessierenden Suturen schließt daran an. Danach werden einige Suturentests und Suturenbehandlungen erläutert. Letztlich folgen die Beschreibung eines Patientenbeispiels und das Fazit der Arbeit.

2. Beschreibung der Stellung und Rolle der Suturen innerhalb des kranio-sacralen Konzepts nach W.G. Sutherland

Sutherland entwickelte und lehrte das Kraniale Konzept. Dies beinhaltet folgende Prinzipien: Die Fluktuationen der zerebrospinalen Flüssigkeit oder die „Potency der Gezeiten", die Funktion der reziproken Spannungsmembran, die Motilität des Neuralrohrs, die gelenkvermittelte Mobilität der Schädelknochen und die unwillkürliche Mobilität des Sacrums [8].

Sutherland übertrug die Prinzipien von Struktur und Funktion der Gelenkbeweglichkeit sowie die allgemeinen Konzepte der Osteopathie auf den Schädel. Die Suturen sah er als Gelenkflächen an, die nur funktionsfähig sein konnten, wenn sie in Bewegung waren. Er entdeckte, dass sich der Schädel neben dieser Flexibilität außerdem rhythmisch weitet und verkleinert. Sutherland nahm an, dass die Bewegung durch den Liquor cerebrospinalis zustande kommt, der auf der rhythmischen Kontraktion des Gehirns beruht. Diese Pulsation übertrage sich dann auf die Schlüsselknochen Os occipitale und Os sphenoidale, welche die Bewegung wiederum auf den Körper übertragen [5.1]. Sutherlands wichtigste Erkenntnis war, dass die Suturen selbst durch die Flüssigkeitsaktivität geformt wurden, wie die reziproke Abschrägung jeder Sutur deutlich macht [7.3].

Sutherland beschrieb das Konzept des „primary respiratory mechanism" (PRM). Dies ist eine dynamische Kraft im Inneren des Schädels, ein Funke, der dem Atem folgt. Der PRM ist die inhärente Bewegung des Körpers, die zu jeder Zeit anwesend ist [3].

Die Namensgebung kam durch die Ähnlichkeit der Bewegung der Sutura squamosa des Os temporale auf dem Os parietale mit der Respiration der Kiemen eines Fisches. Die primäre Respiration bringt die Basis aller anderen Körperrhythmen zum Ausdruck, es herrscht ein kontinuierlicher Kreislauf: Die spontane Bewegung des zentralen Nervensystems beeinflusst die Fluktuationen des Liquors. Dies wirkt sich auf die Funktion der mit den Berührungspunkten korrespondierenden Spannungsmembran in Schädel und Wirbelsäule aus. Die Bewegung hat dann Einfluss auf die Knochen des Schädels und das Sacrum, was sich dann wieder auf die spontane Bewegung des zentralen Nervensystems auswirkt. Der PRM führt somit zu einem rhythmischen Zyklus im gesamten Körper und bewirkt einen dynamischen Stoffaustausch in allen Zellen, die Grundlage des Metabolismus [4].

Zusammenfassend setzt sich der PRM aus unterschiedlichen Aspekten zusammen. Er wird beeinflusst durch die Motilität des Gehirns und Rückenmarks sowie dessen Fluktuationen sowie der Mobilität der intrakranialen und intraspinalen Membranen, der Schädelknochen und des Sacrums [9].

Wenn der Rhythmus der Schädelknochenbewegung durch eine blockierte Sutur gestört ist, schwächt dies den Organismus und die Fähigkeit der Selbstheilung ist reduziert [6]. Somit lag die Bedeutsamkeit der Behandlung der Suturen für Sutherland nicht nur darin, mangelnde Flexibilität einer Sutur zu behandeln, sondern auch durch die Beeinflussung der Schädelforamina positiv auf die jeweils durchtretenden Strukturen einzuwirken. Somit verbessert das Öffnen einer Sutur die Innervation, die motorische Leistung, die Durchblutung und den Lymphabfluss an der behandelten Struktur [5.2].

4

3. Anatomische Zusammensetzung der Alae majores ossis sphenoidales

Das Os sphenoidale ist der zentrale Knochen der Schädelbasis und ist von extracraniel lediglich durch seine zwei großen Flügel, den Alae majores ossis sphenoidalis, palpabel. Die Alae majores setzen lateral des Corpus ossis sphenoidalis an und verlaufen spitz zu in Richtung posterior zu.

Die superiore Fläche wird auch als Facies cerebralis beschrieben. Von intracraniel bilden die Alae majores den größten Teil der Fossa cranii media, die konkav geformt ist. Sie grenzt an die Pars squamosa des Os temporale und an der cranialen Fläche an den Angulus spenoidales des Os parietale [1].

Im posterioren Bereich der Facies cerebralis befindet sich das Foramen spinosum, durch welches die Arteria und Vena meningea media sowie der Nervus recurrens meningeus des Nervus mandibularis, dem dritten Ast des Nervus trigeminus, laufen. Im posterolateralen Bereich ist das Foramen ovale, durch welches der Nervus mandibularis, die Arteria pterygomeningea und der Plexus venosus foraminis ovalis ziehen. Weiter anterior befindet sich das Foramen rotundum, das eine Durchtrittsstelle für den Nervus maxillares des Nervus trigeminus und der Vena emissaria von Nühn bietet [2.1] [9.4].

Die orbitale Fläche bildet die hintere laterale Wand der Augenhöhle und hat eine Sutur mit dem Os zygomaticum und dem Os frontale [9.4]. Außerdem grenzt sie an die Maxilla, mit der sie jedoch keine direkte Knochennaht hat. Mit den Alae minores zusammen bilden die Alae majores die Fissura orbitalis superior [1].

Die laterale Fläche wird auch als Facies temporalis beschrieben und ist als einzige Struktur des Os sphenoidale palpabel, wobei die Fossa temporalis durch den Musculus temporalis verdeckt wird [2.2].

Die cranialste Spitze der Alae majores bildet zusammen mit dem Os frontale, dem Os temporale und dem Os parietale die Zone Pterion, zu welcher die Knochennähte Sutura sphenoparietalis, Sutura parietosquamosa und Sutura sphenosquamosa gehören [3].

4. Die Verbindungen zu nervalen Strukturen, dem System der Dura mater sowie zu arteriellen und venösen Strukturen

Die Ala majores ossis sphenoidales haben zahlreiche Verbindungen zu ligamentären, muskulären, facialen und nervalen Strukturen sowie zu Gefäßen.

4.1 Ligamente, Muskeln und Faszien

Das Ligamentum sphenomandibulare zieht von der Spina angularis ossis sphenoidalis der Ala majores zur Innenseite des Ramus mandiulae [9.4]. Es steht mit dem Musculus pterygoideus lateralis, den Arteriae maxillaris und alvewolaris inferior sowie mit dem Nervus alveolaris inferior in Verbindung [1.2]. Das Os sphenoidale steht außerdem mit dem Os temporale in ligamentärer Verbindung durch das Ligamentum spenopetrosum, welches vom Processus petrosus dorsum sellae zum Apex des Os temporale zieht. Die Hirnnerven Nervi occulomotorius, trochlearis und abducens, die für die äußeren Augenmuskeln zuständig sind, laufen seitlich entlang des Corpus ossis sphenoidale, nahe des Ligaments [9.4].

Der Musculus temporalis setzt direkt an der Außenseite der Ala majores ossis sphenoidalis an. Der Musculus pterygoideus lateralis ist ein tiefer Kaumuskel und hat seinen Ursprung an der Unterfläche der Ala major an der Christa infratemporalis des Os sphenoidale und an dem Processus pterygoideus [1.3].

Fasziale Verbindungen haben die Ala majores durch die Aponeurosis interpterygoidale, die an der Spina ossis sphenoidalis sowie an dem vorderen Rand der Forami ovale und spinosum ansetzt. An der Lamina medial und lateral des Processus pterygoideus befinden sich die Aponeurosen palatina und pterygotemperomandibularis, welche zum Foramen ovale zieht. Mit der viscralen Loge und dem Pharynx sind die Alae majores durch die Lamina medialis des Processus pterygoideus befestigt [9.4].

Das Os sphenoidale ist an den Processi clinoidei anteriores et posteriores mit dem Tentorium cerebelli verbunden. An den Seitenrändern der Sella turcica verschmilzt das Diaphragma sellae mit der Dura mater spinalis. Die Duradublikatur, die von dem hinteren Rand der Ala minor ossis sphenoidale zu dem Os parietale posterior der Sutura coronalis zieht, bildet einen Teil des anterioren Duragürtels und beherbergt den Sinus sphenoparietalis [9.4].

4.2 Nervale Strukturen und Gehirn

Das Broca-Sprachzentrum befindet sich in der unteren Stirnhirnwindung nahe der Ala minor, das Geschmackszentrum ist nahe der Ala major ossis sphenoidalis. Oberhalb der Sella turcica des Os spenoidale befindet sich der dritte Hirnventrikel [9.4].

Wie zuvor beschrieben, stellen die Forami der Alae majores wichtige Durchtrittsstellen für die Hirnnerven Nervus maxillares und mandibulares des Nervus trigeminus dar. Der Nervus maxillares innerviert parasympathisch die Tränendrüse. Sensibel innerviert er die Haut über dem Os zygomaticum sowie die oberen Molaren und die Gaumenschleimhaut. Der Nervus mandibulares innerviert motorisch alle Kaumuskeln sowie sensibel die Haut der Schläfengegend und die Wangenschleimhaut [11].

Anterior des Hinterrandes der Ala major befindet sich das Foramen lacerum, dessen lateraler Ausläufer die Fissura sphenopetrosa ist, durch die die Nervi petrosus minor und major austreten [1.4].

Das Os sphenoidale hat eine enge Verbindung zum endokrinen System, da sich die Hypophyse in der Sella turcica ossis sphenoidale befindet und der Hypothalamus über den Hypophysenstil, welcher durch das Diaphragma sellae verläuft, mit der Hypophyse verbunden ist [9.4].

4.3 Gefäßverbindungen

Die Arteria carotis interna liegt im Sulcus caroticus, welcher sich medial des Foramen lacerums am lateralen Rand des Corpus ossis spenoidales befindet. Die Arteria meningea media läuft am Foramen spinosum und im Sulcus arteriosus der Alae majores entlang. Sie kreuzt sowohl die Sutura sphenosquamosa als auch die Sutura parietosquamosa und ist deshalb von Bedeutung bei der Behandlung von Suturen. Der venöse Abfluss an den Ala majores geschieht am Foramen rotundum durch die Vena emissaria von Nühn. Durch das Foramen spinosum tritt die Vena meningea media [9.4].

5. Konfigurationen der Suturen in Zusammenhang mit der lateralen Seite der Alae majores

Suturen gehören zu den Articulationes fibrosae und ihre eigentliche Aufgabe besteht darin, Elastizität in das Gewebe zu bekommen. Die Ausbildung der Konfiguration, sprich die Überzahnung und Überlappung, dauert circa bis zum achten Lebensjahr, wobei einige Suturen überhaupt nicht verknöchern [3].

Die Knochennähte sind aus unterschiedlichen Zell- und Faserschichten aufgebaut. Die äußerste Lage besteht aus osteogenen Zellen und Konjunktivagewebe als Kapsel. Die zahlreichen Blutgefäße, Rezeptoren und Nervenfasern liegen in dem im Zwischenraum befindlichen Bindegewebe der Sutur, das aus Kollagen-und Elastinfasern aufgebaut ist [5]. Die innere Schicht besteht wiederum aus osteogenen Zellen und Konjunktivagewebe [9.1].

Der Fokus dieser Arbeit bezieht sich auf die Außenseite des Schädels. Deshalb werden nun die außenliegenden Suturen der Alae majores detaillierter aufgeführt.

5.1 Sutura sphenofrontalis
Die Verbindung zum Os frontale hat das Os sphenoidale durch die Sutura sphenofrontalis. Dies ist eine Sutura squamoserrata, sie ist gezackt und hat eine große Wachstumsaktivität. Außerdem ist ihre Bewegungsmöglichkeit groß und die Ala majores überlappen das Os frontale [9.3]. Die Fläche ist L-förmig, die Richtung der Ala major von posteromedial nach anterolateral mit dem Margo sphenoidalis ossis frontalis verbunden. Das Os frontale besitzt die externe Nahtkantenrichtung [9.2].

5.2 Sutura sphenoparietalis
Der hintere obere Winkel der Ala major bildet die Sutura sphenoparietalis mit dem vorderen unteren Winkel des Os parietale. Die Spitze der Ala majores besitzen die interne Nahtkantenrichtung. Dies ist eine Sutura squamosa, was bedeutet, dass die breiten abgeschrägten Knochenkanten der Alae majores die Ossa parietale überlappen. Eine gleitende scherende Bewegung bei Druckausübung wird dadurch ermöglicht, und die Sutur kann bei Spannungskräften besser widerstehen [9.3].

5.3 Sutura sphenosquamosa
Die Sutura sphenosquamosa befindet sich zwischen Ala major ossis sphenoidalis und der Pars squamosa ossis temporalis. Das Os temporale besitzt die externe Nahtkantenrichtung

im vorderen vertikalen Abschnit und die interne im hinteren horizontalen Teil. Dieser Wechsel der Nahtkantenrichtung wird als sphenosquamöser Pivotpunkt (SSP) beschrieben. Oberhalb dieses Punktes ist es eine Sutura squamosa, unterhalb eine Sutura squamoserrata. Die Konfiguration der Sutur ist schräg von posterolateral nach anteriormedial gerichtet [9.2].

6. Grundlagen der verschiedenen Suturentests mit Techniken und Bildern

Ursachen suturaler Restriktionen sind meist traumatisch. Sie können durch einen Sturz oder Geburtstraumata sowie chronische Muskelanspannungen des Musculus temporalis und auch durch seelische Anspannung verursacht worden sein [9.5]. Bei der globalen Untersuchung zeigt sich, dass der Schädel weich, mobil, flüssig und warm ist. Der Test der vier Quadranten ergibt, dass ein Quadrant in Dysfunktion steht. Wenn eine Dysfunktion der peripheren Knochen in Außen- beziehungsweise Innenrotation sowie eine intraossäre Dysfunktion der peripheren Knochen ausgeschlossen werden kann, ist es eine Suturendysfunktion [3].

6.1 Allgemeine Testung

Bei der allgemeinen Testung einer Sutur geht man wie folgt vor: Der Therapeut kontaktiert mit seinen Fingerspitzen die die Sutur bildenden Knochen in 90°. Bei großen Suturen gibt der Therapeut Druck auf den Knochen, der die externe Nahtkantenrichtung besitzt, um die Sutur zu öffnen. Die Ausnahme bilden kleine Suturen, die mithilfe des „Pinzettengriffs" auseinandergezogen werden und keine Beachtung der Nahtkantenrichtung benötigen.

Nun nimmt der Therapeut die Dichte, Flexibilität und Maleabilität oder Formbarkeit des intersuturalen Gewebes wahr [3].

Nimmt der Therapeut einen harten Widerstand, eine erhöhte Dichte und eine Inflexibilität der Sutur wahr, wendet er eine spezifische Technik an.

Nimmt er jedoch eine leichte Flexibilität der Sutur wahr, bringt er die die Sutur bildenden Schädelknochen vorerst auseinander, um einen möglichen Bewegunsparameter getestet zu haben. Wenn die Sutur dann eine höhere Dichte aufweist und wenig Maleabilität, wendet der Therapeut ebenfalls eine spezifische Technik an. Bilaterale Suturen sollten hierbei immer im Seitenvergleich getestet werden, wobei der Therapeut dann die Seite mit der höheren Dichte behandelt [3].

6.2 Disengagement-Technik

Die Kontaktaufnahme des Gewebes für die Disengagement-Technik wird direkt an den Test angeschlossen. Diese wirkt direkt an der Sutur und wird besonders bei traumatischen Dysfunktionen und bei starken chronischen Restriktionen der Suturen angewandt. Danach kann eine indirekte oder direkte Technik angewandt werden, wie unten beschrieben. Durch die Technik werden die intrasuturalen Gewebestrukturen gedehnt und entspannt [9.5]. Der Therapeut löst als erstes den Dysfunktionspartner mit der geringeren Einschränkung und bringt dann den mit der schweren Einschränkung in einen „Point of Balance". Ziel des Auseinanderlösens ist es, dass die Strukturen ihre Eigendynamik wiedererlangen [9.6].

6.3 Direction of ease and barrier

Auch ist es möglich, eine Technik mit Kontakt der Suturenränder anzuwenden, wobei man auf der osteomembranösen Ebene arbeitet. Der Therapeut legt seine Finger 90° zu der zu behandelnden Sutur und nimmt Kontakt auf mit dem Gewebe auf. Er bringt die Sutur in die Direktion der Leichtigkeit (direction of ease). Diese Technik wird bei älteren, chronischen Dysfunktionen und allen Personen über neun Jahren verwendet. Zuerst nähert er die Schädelknochen einander an. Der Therapeut schließt die Sutur, indem er Druck auf den Knochen mit der internen Nahtkantenrichtung ausübt. Dann schiebt er die Knochen aufeinander zu bis zu einem Gewebestopp. Dort wartet der Therapeut auf das Auflösen der Spannung und das Loslassen der inhärenten Kräfte. Wenn dieser Impuls entsteht, schließt er die direkte Technik an [3].

Die Direktion der Barriere (direction of barrier) wird bei akuten Dysfunktionen und bei Kindern unter neun Jahren angewandt. Allerdings ist die Technik nicht für Kleinkinder unter einem Jahr geeignet, da die Ala major zu diesem Zeitpunkt noch nicht mit dem Corpus ossis sphenoidalis verwachsen sind. Der Therapeut weitet die Sutur, indem er Druck auf den Knochen mit der externen Nahtkantenrichtung bis zu einem ersten Gewebestopp gibt. Dort wartet er auf den „release" [7.1] des Gewebes und testet nach [3].

6.4 V-spread-Technik

Neben der Disengagement-Technik und der direkt/indirekten Technik kann man die **V-spread-Technik** oder **„directing the potency of the cerebrospinal fluid"** anwenden. Dabei werden mithilfe der Fluktuationen der Fluida die Suturen gelöst. Da der Therapeut auf der Flüssigkeitsebene arbeitet, sind Alter des Patienten und die Nahtkantenrichtung der Sutur sowie das Alter der Dysfunktion eher uninteressant. Vielmehr ist aus der Anamnese heraus wichtig, wie die restlichen Flüssigkeiten im Körper funktionieren [3]. Die Technik wird benutzt, wenn die Flüssigkeiten im gesamten Körper problematisch sind, also bei Verstopfung, trockenen Augen, Sinositis, Menstruationsbeschwerden und Stauungen. Der V-spread dient der Energieverteilung und Verschiebung von Flüssigkeiten [3]. Der Therapeut übt bei der Technik einen sanften Druck auf den Schädel aus. Durch den Liquor cerebrospinalis initiiert dies eine Bewegung innerhalb des Schädels [9.5].

Der Therapeut platziert seinen Mittel- und Zeigefinger V-förmig an die zu behandelnde Schädelnaht und spürt die rhythmischen Fluktuationen der Fluida. Er sucht die Zone des diametral-gegenüberliegenden Punktes, also den Bereich, wo die Pulsation bei der Palpation ankommt. Auf diesen Punkt platziert er einen Finger und schickt zu Beginn der Inspirationsphase eine Flüssigkeitswelle in Richtung der zu behandelnden Sutur. Die V-Finger spüren dabei, ob sich die Sutur öffnen lässt oder nicht. Die Technik folgt direkt auf den Test. Dabei werden Thenar und Hypothenar auf dem diametrischen Punkt positioniert. In jeder Inspirationsphase des PRMs sendet der Therapeut mit dieser Hand einen sanften Impuls. Während des Schickens des Impulses spreizt der Therapeut die V-Finger, um die Öffnung der Sutur zu unterstützen. Dies wird gehalten, solange der Druck aus dem Inneren des Schädels nach außen hin mitgeht [3].

7. Patientenbeispiel

Eine 35-jährige Patientin kommt in die Praxis. Aus der Anamnese geht hervor, dass sie Kopfschmerzen hat, hauptsächlich im Bereich der Schläfen, die seit circa zwei Jahren bestehen und ständig präsent sind. Außerdem klagt sie über Sehstörungen, vor allem nachts beim Autofahren. Vor fünf Jahren hatte sie eine Fraktur des Os zygomaticum. Sie hat zudem Nacken-und Schulterschmerzen sowie Bewegungseinschränkungen beider Schultergelenke.

7.1 Diagnose

Da die Patientin Kopfschmerzen hat, sollte der Therapeut die globale Spannung der intracraniellen Membranen testen. Dass diese Schmerzen hauptsächlich im Bereich der Schläfen zu finden und ständig anwesend sind, könnte ein Hinweis auf eine Läsion des Nervus maxillaris des Nervus trigeminus sein, da dieser die Haut über den Alae majores und dem Os zygomaticum innerviert [11]. Da die Arteria meningea media über die Sutura sphenosquamosa und parietosquamosa läuft, kann sie leicht durch Dysfunktionen der Suturen beeinträchtigt werden und bei erhöhter Spannung der Arterie ist die Folge Migräne [9.4]. Die Jochbeinfraktur kann ebenfalls dazu beigetragen haben, dass die Patientin Schmerzen hat. So ist es möglich, dass sich das Os zygomaticum nach der operativen Behandlung nicht in der Totalität des Schädels einfinden konnte. Zudem kann es zu nervalen Schädigungen durch eine Dislokation des Os zygomaticum kommen. Die Sehverschlechterung kann ebenfalls mit der Fraktur einhergehen [7.1].

Eine Blockierung der Sutura sphenofrontalis kann eine Bewegunsgverzerrung im kompletten Schädelgewölbe auslösen. Da die Alae majores eine zentrale Rolle bei der Bewegung und Wirkung auf die anderen Schädelknochen haben, kommt es bei Einschränkungen zu Bewegunsbehinderungen [7.3].

Dadruch sind wömöglich auch die Nacken- und Schulterschmerzen entstanden.

7.2 Testung

Der Therapeut hat den Verdacht, dass eine Blockierung der Sutura spenofrontalis vorliegen könnte. Um diesen Verdacht zu bestätigen, verwendet der Therapeut eine der „vault holds", um die globale Beschaffenheit des Craniums der Patientin wahrnehmen zu können [7.4]. Das Ergebnis ist ein warmer, mobiler Kopf. Er testet zudem die globale Dichte des Schädels und schaut, ob die reziproke Spannungsmembran unter erhöhtem Druck steht [3].

Bei dem Test der vier Quadranten fällt auf, dass sich die anterioren Quadranten nicht flüssig bewegen. Der Therapeut bildet mit Zeige- und Mittelfinger ein V und positioniert sie rechts und links der Sutura sphenofrontalis. Mit der anderen Hand sucht er den diametral-gegenüberliegenden Punkt, der bei Asterion zu erwarten ist [9.5]. Mit seinem energiedirigierenden Finger schickt er einen Flüssigkeitsimpuls in Richtung der Sutur. Dabei stellt er im Seitenvergleich fest, ob eine Sutur sich schlechter öffnen lässt, als die andere [3] (siehe Anlage).

7.3 Behandlung

Bei der Behandlung der Sutura sphenofrontalis lässt der Therapeut seine Patientin auf dem Rücken liegen. Er kann sich entweder der allgemeinen Techniken, wie der V-spread-Technik und der Disengagement-Technik bedienen oder eine spezielle Technik für die Sutura sphenofrontalis anwenden.

Da die Patientin keine Flüssigkeitsbeschwerden im Körper angibt, entscheidet sich der Therapeut gegen einen V-spread als Haupttechnik.

Mit der Disengagement-Technik versucht er, das Gewebe in seine Eigendynamik zurück zu bringen. Hierbei nimmt der Therapeut Kontakt mit dem Gewebe nah der Sutur auf und fängt an, die Seite des weniger eingeschränkten Schädelknochens von der Sutur zu lösen. Wenn sich beispielsweise das Os frontale leichter bewegt, lädt man es zu einem „Disengagement" ein. Als nächstes wird das Os sphenoidale in einen „Point of Balance" gebracht, um es wieder in der Totalität zu integrieren, damit es seine physiologische Bewegung wieder ausführen kann [9.5] (siehe Anlage).

Anschließend an diese Technik kann der Therapeut eine direkte Technik ausführen. Seine Handhaltung bleibt gleich, er nimmt Kontakt mit dem Gewebe auf und gibt Druck bis zu einem ersten Gewebestopp auf das Os frontale, welches die externe Nahtkantenrichtung besitzt, um die Sutur zu öffnen. Dort wartet er, bis sich die Spannung des Gewebes löst und testet erneut [3] (siehe Anlage).

Nun ist es auch möglich, eine spezielle Technik für die Sutura sphenofrontalis zu benutzen. Dies ist vor allem bei unilateralen Dysfunktionen eine gute Variante. Bei dieser Technik liegt die Patientin ebenfalls in Rückenlage. Mit dem kleinen Finger der kaudalen Hand nimmt der Therapeut Kontakt zu der äußeren Oberfläche des Processus pterygoideus der

Dysfunktionsseite auf. Er muss dazu in den Mund der Patientin greifen. Den Ringfinger derselben Hand platziert er auf der Ala major ossis sphenoidale auf dieser Seite, den Daumen auf der Ala major gegenüber der Dysfunktion. Mit der cranialen Hand nimmt er Kontakt mit dem Os frontale auf. Den cranialen Daumen bringt er oberhalb des anderen Daumens an und unterstützt damit die Bewegung. Zeige- und Mittelfinger legt er auf die Dysfunktionsseite. Die caudale Hand fungiert bei dieser Technik als dysfunktionsunterstützend, die craniale Hand leitet die Korrektur an, indem sie die Spannung so lange hält, bis das Gewebe in eine Entspannung geht [10] (siehe Anlage).

Die Behandlung der Symptome kann der Osteopath anschließen, sind jedoch nicht zwangsläufig notwendig, da sich die Probleme nach Behandlung des Os sphenoidale von alleine auflösen sollten.

8. Fazit

Zusammenfassend lässt sich feststellen, dass die Blockierung einer Sutur starke Auswirkungen auf das Funktionieren des restlichen cranio-sacralen Systems haben kann. Durch die Beschaffenheit der Suturen wird dessen Funktionalität erkennbar, die enge Verbindung zu nervalen, ligamentären und muskulären Strukturen sowie zu Gefäßen zeigt dessen Bedeutsamkeit für die Osteopathie.

9. Anlage- Handhaltung zu den einzelnen Techniken

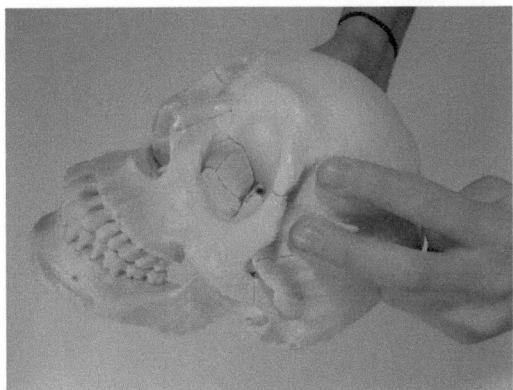

V-spread Technik

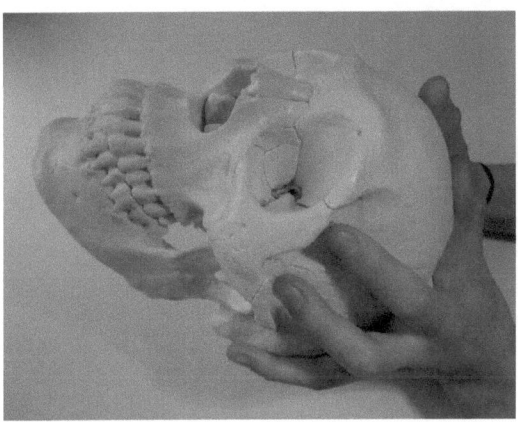

„vault hold" als global-listening Test und Test der vier Quadranten

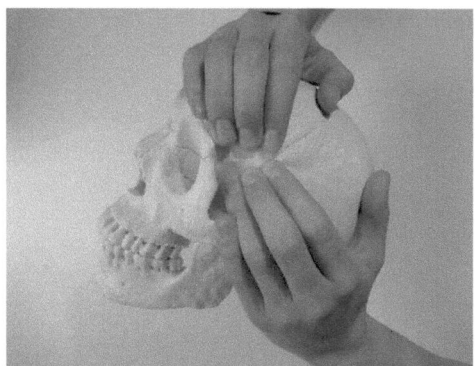

Disengagement und Direction of ease/barrier- Technik

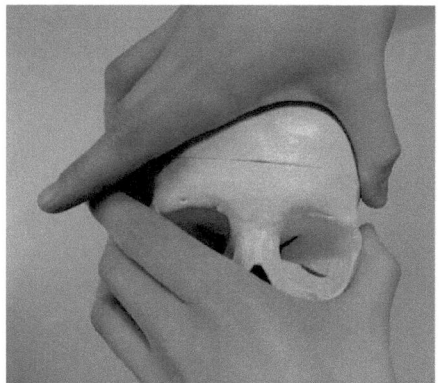

Die spezielle Technik für die Sutura sphenofrontalis

10. Literaturverzeichnis:

[1] DocCheck Flexikon.Dr. Antwerpes, Frank: Ala major ossis sphenoidales. URL: http://flexikon.doccheck.com/de/Ala_major_ossis_sphenoidalis?utm_source=www.docche ck.flexikon&utm_medium=web&utm_campaign=DC%2BSearch. Stand: 2013

[1.2] DocCheck Flexikon.Dr. Antwerpes, Frank: Ligamentum spehnomandibulare. URL: http://flexikon.doccheck.com/de/Ligamentum_sphenomandibulare. Stand: 2013

[1.3] DocCheck Flexikon.Dr. med Ostendorf, Norbert / Dr. Antwerpes, Frank / Hungenberg, Catarina: Musculus pterygoideus lateralis. URL: http://flexikon.doccheck.com/de/Musculus_pterygoideus_lateralis.

[1.4] DocCheck Flexikon. Dr. Antwerpes, Frank / Bröse, Sascha Alexander: Fissura sphenopetrosa. URL: http://flexikon.doccheck.com/de/Fissura_sphenopetrosa.

[2] Schünke, Michael / Schulte, Erik / Schumacher, Udo: Prometheus-Kopf, Hals und Neuroanatomie. 3., überarbeitete Auflage, 2012.
    [2.1] S. 130-131
    [2.2] S. 80

[3] Skript Frau Rütz

[4] Weber, Klaus: Kraniosakrale Therapie-Ressourcenorientiere Behandlungskonzepte. 2013, Kapitel 1, S. 5-7.

[5] Rang, Norbert G. / Höppner Stefan: CranioSacralOsteopathie: Hauptbd. 3. überarbeitete Auflage, 2002.
    [5.1] Kapitel: Rhythmus und Restriktion S.3
    [5.2] Einführung S.8

[6] Informationsportal für Osteopathieschulen. URL: http://www.funktionelleosteopathie.de/index.php?var1=de&var2=behandlungsverfahren&v ar3=osteopathie&var4=cranio_sakrale_osteopathie.

[7] Upletscher, J. E. / Vrodevoogd, J. D.: Lehrbuch der Kraniosakraltherapie. 3., überarbeitete Auflage, 1996.
    [7.1] S. 277-279
    [7.2] S. 121, 2. Absatz
    [7.3] S. 163, 167
    [7.4] S. 109

[8] Herausgeber Hartmann, Christian: Das große Sutherland-Kompendium, 2010.

[9] Liem, Thorsten: Kraniosakrale Osteopathie, ein praktrisches Lehrbuch. 6., unveränderte Auflage, 2013.

[9.1] Kapitel 6.1 Aufbau, Form und Dysfunktion der Schädelnähte S. 180-181
[9.2] Kapitel 6.3 Schädelnähte, S194-195
[9.3] Kapitel 6.1 Schädelnähte, S. 186-187
[9.4] Kapitel 5.2 Anatomie, S. 104-110
[9.5] Kapitel 23.1
[9.6] Kapitel 13.10, S.396
[9.7] Kapitel 1.2, S.19

[10] Gehin, Alain: Atlas kranialer Techniken, 1. Auflage, 2002, S.110-112.

[11] Moll, K. J. / Moll, M.: Kurzlehrbuch Anatomie, 17. Auflage, Kap. 5.5 Hirnnerven, S. 349-364.

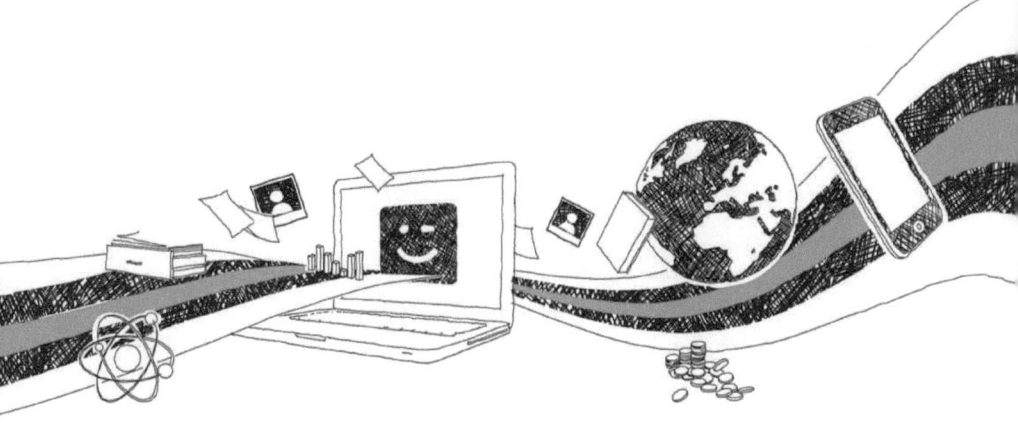
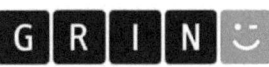